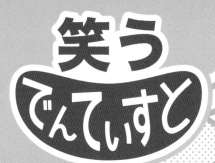

板井 太郎

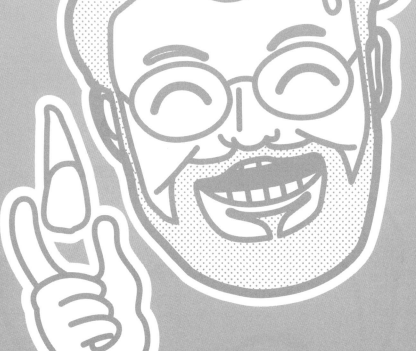

永末書店

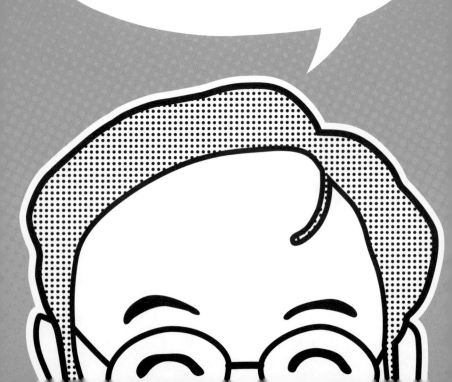

　良いストーリーが浮かんだ時は、患者さんに口を開けたまま待っててもらって書きました。明るく楽しい田舎歯医者の姿を楽しんで下さい。
　でも、信じてはいけませんよ。「嘘ばっかり」です。内容はフィクションで登場人物は架空です。

板井歯科医院　板井太郎

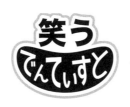 もくじ

第1章「ウチの患者さんたち」

カワカミのオバチャン ……… 6
世紀の大発見 ……… 9
大物 ……… 10
初診 ……… 11
男だねえ ……… 12
病名欄 ……… 13
つわもの ……… 14
プロ ……… 16
診断 ……… 17
神がかり ……… 18
名産地 ……… 19
男らしさ ……… 20
真剣勝負 ……… 21
TV Show ……… 22
知識 ……… 23
成人検診 ……… 24
キレ者 ……… 26
村人情報 ……… 27
同じですよ ……… 28

励まし ……… 29
オヤジ ……… 30
誰？ ……… 31
＜ひと休み＞FM埼玉 ……… 32

第2章「ウチのスタッフ」

危険人物 ……… 34
暗号通信 ……… 35
いいコ ……… 36
来ました。 ……… 37
SS ……… 38
外来環境加算 ……… 39
キャアー ……… 41
女王 ……… 42
求人 ……… 43
明暗 ……… 44

第3章「ウチの歯医者さん」

カレンダー ……… 46
江戸ッ子歯医者 ……… 47

秘技	49
伝染性疾患	50
光のどけき	51
神の領域	52
A型　牡羊座	53
嫌な予感	54
実戦教育	56
中国四千年	57
御役目	58
先人の智恵	59
公式通知	60
お・も・て・な・し	61
レセプト電算化	63
習性獲得	64
親切丁寧	65
ハードボイルド	66
ホラ吹き	67
人生の達人	68
勉強会	69
隣の畑	70
我が闘争	71
隠れ家的	73
教祖	74
＜ひと休み＞ケーブルTV	75

第4章「楽しいGolf」

ミス　ショット	78
クラブ　ライフ①	79
クラブ　ライフ②	81
習性	82

第5章「ウチの奥さん」

漢字	84
上の上	85
歯医者はモテる	86
SNS	87
御禁制	88
神秘の島	89
褒め上手	91
お昼御飯	93

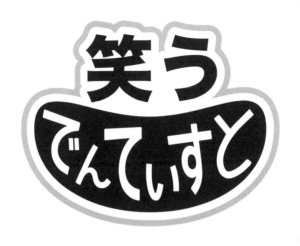

 第1章　ウチの患者さんたち

カワカミのオバチャン

　カワカミのオバチャンはラーメン屋をやっている。名前はそのままカワカミ屋。私が物心ついた時にはもうあったのだから、かなり昔からの事になる。
　私たちの子供の頃。あの頃は今とちがって自営業の家が多く、わが家の大人たちも子供に見える所で、それはそれはよく働いていたものだ。だから大人たちが忙しい時は、よく出前を取ったり店へ行ったりして食べた。
　ラーメンの味は今時のような脂こってりのものではなく、誠に油気のない、しかし汁は少し濁って力のある不思議な味だった。
　歯学部に入り、親元を離れ、さらに勤務医をしているうちは忘れていたが、田舎へ戻って開業すると、すぐ近所だから、またその店へ行くようになった。
　狭くて暗い店にシミのついたテーブルと端っこの擦り切れたビニールのイス。これは子供の頃と変わっていない。それどころかオバチャンの顔も変わってない。
「今日はラーメンも食べたいし、ワンタンも食べたいナ、オバチャン！　チャーシューワンタンメンね！」
「ごめんよ太郎チャン、あたしゃそういうの知らないんだヨネ」
「だってチャーシューメンはあるだろ？」
「あるよ」
「ワンタンメンもあるだろ？」
「そうさ、うちのワンタンはうまいんだヨ」
「じゃ、チャーシューワンタンメン！」

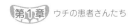

「そういうむずかしいのは知らないんだよ〜」
「ムムムムム…」
　結局チャーシューメンに落ち着いた。
「ハイお待ちどうさん！」と丼を卓に置くのを見ると丼の縁から、
　親指が汁の中に入っている。
「オバチャンッ　指！　指！　指が入ってるョ！」
「オヤ、太郎チャン優しいねェ、大丈夫、熱くネエヨ〜」と言って、
行ってしまった。
　大丈夫かしらんこのラーメン、さっき頭を掻いてたみたいだけど…。微生物学、衛生学の文字が一瞬見えた。そう言えば子供の頃、ここのラーメンを食べるとお腹を壊していたっけな…。

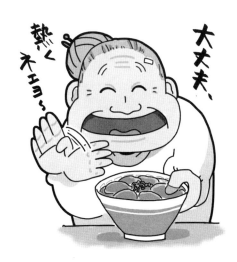

３枚目のチャーシューをかじっているとオバチャンが来て、「太郎チャン、この入れ歯がおっ欠けてちゃってサァ」。
　止める間もなかった。因果な稼業だ。
「わかったからもうしまっていいヨ。後で来てネ。直してあげるから」
　店には、ヨッチャンというこれまたオバサンがパートで手伝っていて、出前の注文を受けたりしている。
「ハイハイ、ラーメン３つにギョーザが２つね。ハイハイ」
　カワカミのオバチャンは腕組みしながら電話が切れるまでじっと聞いていて、「ヨッチャン、ウチの店を手伝ってもう何年になる？」。
「そうさもう５年になるかネ」
「ウチのどこにギョーザがある？」
　そうだ、この店はギョーザは昔からやっていない。どうするんだろう？
「あ！　さっきの注文、どこの家か聞かなかった！」
「ふぅ〜ん、じゃいいか！」

　こんな人たちのいる、時間の止まったようなこの町で、私は今日も仕事をしている。

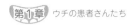

世紀の大発見

　当院(ウチ)は農村地帯にある。土地は広いし、ゴルフ場も近いし、空気もきれい。……でも患者さんは手強い。
「先生ヨウ、ココンチラが痛かったンだイノウ。チョット診てくんなイ！」
　太い指を目一杯突込んだ口の中を見てみると、スキ間だらけの歯列の間に、1〜2cm位の白くて細長いものが挟まって、ウヨウヨと何やらウゴメイているではないか！　──ギャー！　虫だ。この人は口の中に虫を飼ってる！！
　待てよ、ひょっとして、ムシ歯の虫ってのは本当にいたのか！大発見だ、学会に報告だ、ヨシ！　写真を撮ろう。
　ファインダーをのぞき込んでピントを合わせていると、少しだけ心が落ち着いてきた。
　動いてはいない……。
「オヤツに何か食べた？」
「ウン、カップラーメン喰ってきた」

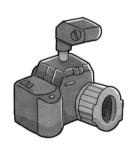

大物

「オレを誰だと思ってるんだ！」

　お昼近くだった。待合室で大声がするので、受付のコに聞いたら、待たせてある急患が騒いでいるとの事だった。

　ウチみたいな田舎の貧乏歯医者に政界や財界の大物が来る訳はないし、（だいいち）服だってネズミ色の作業着で、乗って来た車だって軽のトラックだって言うし。でもひょっとすると何かのオエライサンなのかも知れん、恐る恐る名前を聞いてみたが、やっぱり知らない人だ。――ハテナ？　この人は一体誰なんだろう？

　でもまァ、困った人を助けるのが医療の道だ。症状を聞いてみると、どうやら歯髄炎らしい。ヤレヤレ、今から抜髄しなくちゃならん。昼食は抜きだなと思いながら浸麻を射った。

　他の患者を終わらせてから様子を聞くと、少し楽になったと言う。特別サービスだョと言って、歯根膜麻酔を射ってやったら、すっかり治ったとヨロコンでチェアから降りてしまった。

「ちょっと待って、まだ……」と言おうとしたら、助手のコがエプロンをはずしてしまった。受付のコは待合室のドアを開けて待っている。

　ま、いっか！

　――痛くなったら、またおいでなさい。お大事に〜〜。

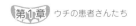

初診

　初診の患者さんには、まず主訴を聞き、アレルギーや全身疾患の有無を聞き、およその診断を付け、注意するべき事などの情報を得る。
　と、いう事にはなっている。
　いきなり切り出された。まだあいさつもしていない。
「先生……私、妊娠してるでしょうか？」
　チェアから見上げる目つきが恐い。
　横の衛生士が身構える気配がした。君！　大丈夫だ、落ち着け、まず問診が大切だ。
「可能性があるんですかね？」
「ええ、あるんです…」
　沈黙が長い。話が進まない。衛生士は気味悪がって後ずさりし始める。
　このままではマズイ、この事態を何とかしなければ…。
「奥さん、私には覚えがないんです。他を当たってみて下さい！」

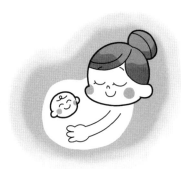

男だねえ

　その患者さんは、夏はダボシャツ、冬はドテラを着てやって来る。頭は角刈り、顔も恐い。
　クラウンのセットで、咬合の調整をした時、「ハイ、咬んでみて」聞くが早いか、「ガチガチガチ！」
　危うく指を引き抜いた。喰いちぎられるかと思った……全く加減をしない。
　ある時、歯髄の生死判定が必要となり、歯髄診断器（＝これはトテモ痛い物なのだ）を使うハメになった。大丈夫かな？　痛くすると怒り出すかな？　暴れ出したらどうしよう、警察を呼ぼうかしらん。
　恐る恐る弱い出力から当ててみた、反応は無い。もう少し上げてみた、でも同じ。少し安心して中等度へ、まだ（－）。もう少し上げても、やっぱり（－）。良かった！　無事に済んだ。
　ほっとして、口も軽くなった。
「痛みはなかったですか？」
「オウ！　大丈夫だ。まだ我慢できる」

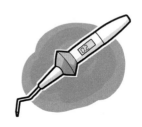

病名欄

　そのご婦人は、思い詰めたような目つきで訴えた。
「先生、この辺りが腫れているんです」
　左の頰の辺りを撫でて見せる。そう言えば、少しふっくらとしている。
「ホウ、それで痛みはありますか？」
「いいえ、痛くはないんです」
　とにかく、デンタルを撮ってみた。どこも治療の痕は無く、根尖病巣も無い。もしかすると、上顎洞炎かな？　パノラマも撮ってみた。それでも異常は見当たらない。改めて口の中を見ても、頰の辺りを外から押してみても、何もおかしなところは無い。でも、良く良く見れば、反対側の頰も同じようにふっくらしているではないか！
「いつ頃からですか？」
「今朝、気が付いたんです」
　サア、困った！　大変だ！　何とかしなくちゃ。デンタルも撮っちゃったし、パノラマも撮っちゃった。
　『病名』が付かないと、『保険』が不許可だ！　でも嘘はいけない。そんな事をしたら『不正請求』だ、『中央医道審議会』だ、新聞に出るぞ。患者さんは心配そうに見ているし、時間はどんどん過ぎて行く……。
　エーイ！　やっとできた。
　病名は『中年太り』。

つわもの

　そのお婆さんは、チェアに座るなり、シッカと眼をつぶり、カッと口を開けたまま、先程から一向に動かない。恐る恐る声を掛けてみた。
「こんにちは」
「ハイ、こんにちは！」
　良かった、反応はある。でもすぐまた、「シッカ」と「カッ」に戻ってしまった。
「どうしたんですか？」
「アタシャ、歯医者なんぞ大ッ嫌いなんですがネ！」
　何と勇気のある人だろう！　私にはとてもできない。ラーメン屋さんに入って「ラーメン屋なんて大ッ嫌いだ」とか、お寿司屋さんに入って「寿司屋なんぞ大ッ嫌いだ」とか、理髪店に行って「床屋なんぞ大ッ嫌いだ」とか、タクシーに乗って「運転手なんぞ大ッ嫌いだ」とか言ってみたら、人生は珍味豊かで、スリル満点なものになっていくに違いない。
　さて、このままでは先へ進まない。気を取り直してコミュニケーションを図ろう。臨床診断学の第一歩だ。
「それで、今日は、何で来たんですか？」
「ヨメに送って来てもらったんですヨ！」
「だから、何で？」
「ヨメの車で！」
　イカン！　この悪循環から抜け出さなくては…。
「じゃ、どうして欲しいんですか？」

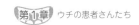

「まァ、先生、ウチのヨメの意地の悪いったら、マゴも言う事聞かないし、そもそもセガレのカイショがないからあんなオンナに……」

延々30分、「家庭内の事情」をシャベリ続け、ようやく帰ってくれた。ホッとして見送りながら気が付いた。

シマッタ！　保険請求できそうな事を何もしていない！！

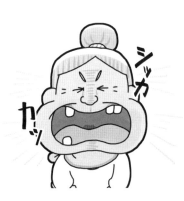

プロ

　当院(ウチ)の患者は歯を磨いて来ない。だから歯周病なぞ治りっこないし、義歯はヌルヌルで手から滑り落ちるしで、ロクな事はない。
　でも、楽しい事もある。
「今朝の味噌汁は、ワカメだったね」
　とか
「お昼は、鮭茶漬だね」とか、である。
　こんな事は、素人でもわかる。われわれはプロだ。
「昨日は何かお祝い事があったね？」
「アレまぁ、先生どうしてわかるンかね？」
「ここに小豆と胡麻がはさまっている。これはお赤飯を食べたのに違いない」
　相手が若い人だと、少し違う。
「先生、この前の抜いた所だらキノコが生えてきたョ、少しヒリヒリもするョ」
　見ると、抜歯窩に乳白色の棒状の物がささっている。慎重に摘出すると、赤色の断片も付着していた。
　――ウーム、ウーム。
「先生、まさか、悪性の腫瘍？　心配だなァ」
「静かに！　今、考え事をしている」――ウーム、あの店のペペロンチーノは辛そうだ。

診断

　医療行為では、まず的確な診断が要求される。でも時にはなかなか難しくて苦労させられる事がある。
夕方に飛び込んで来た急患は女子高生。
「どうしました？」
「どうしたかって言ったって……」
「どこか痛いの？」
「痛い」
「どこが？」
「歯」
「どこの？」
「奥」
「どっちの奥？」
「右」
「上？　それとも下？」
「下」
「そうすると、君は右の下の奥歯が痛いんだね？」
「そう」
　わかった。診断がついてうれしくなった。病名欄の一番目にこう書いた。
『記述式問題に弱い症候群』。
「さあ！　では口を開けて歯を見せておくれ！」

神がかり

　お年寄りは、大事にしてあげようと思う。でも当院(ウチ)には、手強いオバァチャンが来る。

　今日も急患で来た。歯槽膿漏で膿瘍だから、切開しなくちゃと言うと、切らずに治せ。麻酔も嫌だとゴネる。説得するのもメンドクサくなってきた。「オマジナイでやってみましょ！　オンアボキャア、アビラウンケン、テケレッテェ〜のパア〜！」

　アラ不思議！　痛みが退いてしまった。オバァチャンは喜んで帰って行った。ヤレヤレ、帰ってくれたか。

　——ホッとしたのも束の間、すぐ電話が掛かってきた。
「先生、今度はウチのマゴがムシ歯が痛いって言うの。明日診てやって」

　サァ困った。明日までに歯髄炎に効くオマジナイを考えなくっちゃ！

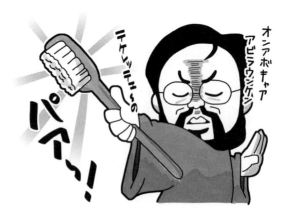

名産地

　当地はネギの名産地だ。皆さん朝から生でたっぷり食べて来る。
　マスクをし、眼鏡をかけ、フェイスガードを着けても何のその、臭いはキツく、刺激で眼が痛い。
「先生よゥ、シソーノーローかも知んネェから診てくんな！」とても第２大臼歯など長いことノゾキ込んでいられない。息を止めていたら、気を失いかけた。このままでは命が危ない。
　そこで去年から反撃に出た。
「アノネ、最近の研究によると、生のネギはノーローに悪いらしいョ。良〜く火を通してからにしなさいネ」
　これは効いた。今年は大分楽になった。歯科医師会の友達にも、この技を教えてあげたら大いにヨロコばれた。
　そんなある日、頬をプックリと腫らし、そこへコンガリと焼いたネギを一本丸ごと貼り付けた人が来た。
「アレマ、先生しらないンかい！　ノーローにはネギの焼いたのが効くって、みんな言ってるヨウ」

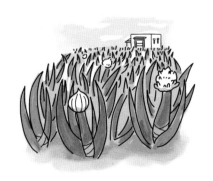

男らしさ

　今どきの男の子は、とっても弱虫だ。優太君は3才の時に検診でムシ歯が見つかって、お母さんに連れて来られたけれど、待合室から入って来られなかった。

　診療室に入って来るのに半年、口を開けるのにまた半年、レントゲンを撮るのにまた半年。5才になった今でも、お母さんが手を握っていないとチェアに座れない。

　こんな事ではイカン。これでは男として情けない。そこでお父さんも一緒に来て、隣のチェアで治療を受けて見せよう、という事になった。

　相変わらず泣きべそをかいている優太君の隣で、流石はお父さん、じっとしている。
「ホラ！　見てごらん、お父さんは立派だぞ」
　どうにもならない優太君は後にして、お父さんを先にしようとチェアへ行ってみたら、お父さんは麻酔の注射器を見て気を失っていた。

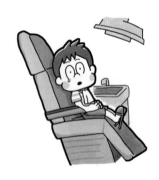

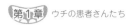

真剣勝負

　そのご婦人は、「左が痛い」と言って指は右頬を差していた。言い間違えているのだろうな、傷つけないように小声で聞いてあげた。
「痛むのは右かしらん？」
「ウウン、ちがうの痛いのは左」スタッフが振り向くような大きな声だった。でも、指はまだ右頬へ。
「もう一度聞くね、痛いのはどこ？」
「だから左！」もうかばい切れない。
「こっちは右側だよね？」
　彼女は「アッ」と叫んだが、これ位では怯まない。話題を変えてきた。
「あのね、先生、私、鼻が悪いの、それで耳鼻科に行ってこんなに鼻が詰まるのは入れ歯のせいじゃないかしらって言ったら、先生がそれならはずしておけばいいって言うの。いいかしら？」
「駄目ですよ。ちゃんと入れておかなくちゃ」
「そうなの、それからね先生、アレルギー性鼻炎ってどういう事なの？」
　この人は、左と言って右を差し、耳鼻科で歯科の事を相談し、歯科で耳鼻科の事を聞いている。全くあべこべだ。ここでひらめいた。そして聞いてみた。ある期待を持って。
「じゃ、その歯の治療は保険の安いヤツでいいネ？」

TV Show

　今朝、1人目の患者さんをスケーリングしていると、歯間部からゴマ粒が出てきた。2人目はブリッジのセットで、テックの下に白ゴマが入っていた。3人目の抜髄では窩洞の中から、4人目は、8番の抜歯で半埋状の歯肉からまたまた白ゴマだ。

　コリャー体何のタタリジャロカ？　不思議に思ってたずねると、人気のアナウンサーが出ている昼頃のテレビ番組で、健康に良いとすすめられたのだという。

　何とすごい影響力、それにしても皆一様に染まるとは少々ナサケナイ、ワシはちがうぞと意気込んでその番組を見ていたら、流石のワシもおののいた。

　——明日は臨時休診だ。

　なにしろ、彼はこう言っていたのだ。
「明日は皆さんに、ニンニクの素晴しい効能について、お伝えしましょう！」

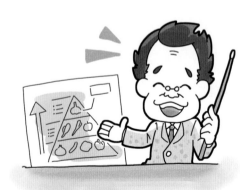

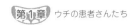

知識

　インターネットの普及で、知識を持った人が増えてきた。自分で診断を付けてくれる人もいる。
「左下６番に冷水痛があります。インレーの２次カリエスではないでしょうか？」。素晴らしい、当方としては手間が省けて大分にラクである。
　昔なら、指を差してこの辺にモノがハサマッテ、と言うところだが、「右上６番と７番の間のコンタクトポイントがユルクて、食片が圧入して困るんです」と的確である。──後で治してあげましょう。
　「取りあえずフロスをしておいて下さい」と伝えると、「もう『クロス』はしています」と言う。どうやら間違って憶えてしまっているらしい。
　それとなく直してあげようと思って、会話の中にフロスという単語を繰り返し入れてあげたが、いつも『クロス』と返って来る。至ってイイ人なので、傷付けないように伝えたいなァ、と思っているうちに治療終了になってしまった。
　その人が久し振りに来た。
「先生、私、間違っていました！」。オウオウ、ついにわかってくれたか。思えば長い道のりであった事ョ。私の眼もウルウルしてきた。
「１回したら、２回も３回もしちゃいけないンですってネ！」
「エッ？　何の事デス？」
「私、洗って使ってました。『クロス』」

成人検診

　当地では、成人を対象とした集団検診がある。去年担当した時は、一生懸命に診査して、悪い所を沢山見つけて指摘してあげたのだが、どうもあんまりヨロコバれていない様子であった。皆、少々ムクレて帰るのだ。

　そこで、今年は戦法を変えた。どんなにヒドイ状態でも、ホメてあげる事にしたのだ。

　ジャガイモみたいな形のレジン充填を見たら、「タップリと使ってくれてますネ。結構お高いンですヨ、この材料費」。

　グ〜ラグ〜ラの膿漏歯があれば、「良く保たせてますネェ。エライナァ。まだ行けますョ」。

　ブカブカガタガタの義歯は、「このアソビがいいですナ。この位がちょうど良いンですョ。第一、身体にヤサシインだもの」。

　作戦は大成功。オジサンやオバサンたちはニコニコ顔で、帰り際には頭を下げて、何度もお礼を言って部屋を出て行く。

　最後に、前歯のメタルボンドが気になる、と訴える人が来た。確かに色調はトンデモなく白いし、歯冠長はヤタラに長すぎるし、一本だけ前突しているし、そのうえ歯肉に排膿孔まである。

　エ〜イ、この人で最後だ。これも何とかホメちゃおう！
「ウン、これは頑丈ですョ。色はとっても白いし、第一に形がイイですナァ。作ったのはきっと名人ですョ。エッ？　何？　このニキビみたいな物が心配？　これがイインですョ。これがあるとネ、歯茎が腫れなくて良いンですョ」

　オバサンは、眼をカガヤカセてヨロコンだ。

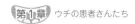

「大丈夫なんですネ。これで。実は治してもらおうと思って、予約してもらってあるんですが、じゃ、取り消してもらって来ます。確か、板井歯科医院っていう所です。アア良かった」

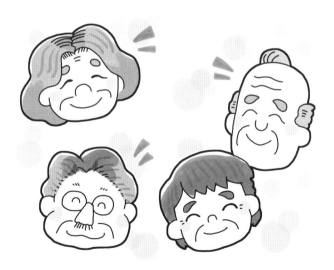

キレ者

　その患者さんは若い男性だった。親知らずを抜くために麻酔をし、効くまで待っていたら、出し抜けに話し掛けてきた。
「後で、オレ、暴れてもイイッスか」
　何を言い出すんだコ奴。そう言えば眼はツリ上がって、神経質で、イカにもキレやすそうな顔をしているゾ。私の頭の中には、彼が診療室を目茶苦茶にハカイし、私にナグリかかり、助手や衛生士たちがニゲマドウ図が浮かんできた。
「困るヨ。そんな事をされちゃ。オトナしくしていてくれヨ」
「そうっすか。残念だなァ」
　何が残念なものか。サァ、それからはドキドキものだった。とにかく、インネンをつけられないよう、痛がらせぬように、恐がらせぬように、刺激せぬように、慎重に、慎重に。緊張の極みの中、何とか無事に摘出できた。止血を確認して、待合室へ送り出すと、ゴム手袋の中は汗ビッショリ、クタクタでイスにもたれかかっていると、受付から声が聞こえてきた。
「じゃ、オレ、今晩はサッカーの試合休みます」

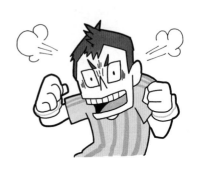

村人情報

今でこそ新幹線の駅があり、ショッピングセンターもできたけれど、元々はムラなので、うわさ話が大好きだ。これを村人情報という。ただし真実とは微妙にズレる。

代々木公園の蚊は「テング」熱だし、アフリカの怖い病気は「エバラ」熱だ。

「銀座の王将」が来るというから、「餃子」の王将でしょうって思っていたら、餃子の「満州」だった。「スタバ」ができるというので楽しみにしていたら、できたのはタイ焼き屋さんで、その名も「二葉」。シナモンロールとカフェラテは尻尾までアンコたっぷりのタイ焼きと渋い日本茶になった。まあ、これもいいかな。

次に飛び込んで来た村人情報は、「ムラの歯医者は、捕まる」だった。

――え、ボク？　何もしてないよ。麻薬もハーブも盗撮もストーカーも浮気も。税金だって正直に申告してるし、保険請求なんか恥ずかしくって友達には言えないくらい少ない。

ああ、何なんだ。怖いよう。しばらくは眠れないよう。

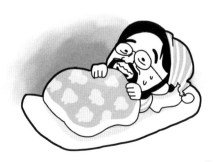

同じですよ

「ねえ、先生、親知らずって抜くと顔が腫れて、とっても痛いってホント? 私怖いわ、ドキドキものよ」
「大丈夫、同じですよ」
「あら、そう?」
「ええ、そうです。同じですとも」
「それじゃ、腫れたりしないのね? 痛くないのね?」
「い〜ええ、私のほうも怖いンです。ドキドキしてるンです」「さてと、それじゃ、始めましょうかね。口をあけてくださいな!」

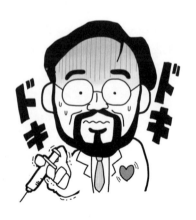

励まし

　女性の患者さんが、靴を間違えて履いて帰ってしまった。良く似ていたものだったらしい。電話したけれど、出ない。さあ大変、ちょうど夕方だ、晩ごはんのお買い物にでも回ってたら、こりゃなかなかだぞ。

　治療台にいたはずの患者さんたちまでが出てきて、「ああすればいい、こうすればいい」他人事だから気楽に盛り上がってくれる。

　可哀そうな間違われた方の患者さんには、在庫のナースシューズで取りあえず帰ってもらった。

　やっと連絡がとれ、靴も届いて一段落。さて、次の来院の時、「まったく、お恥ずかしい」消え入るような声。ご家族そろって当院の患者さんで、チョイチョイお菓子なぞ持ってきて下さる、とても良い方なのだ。なんとかして励ましてあげたい。
「大丈夫ですよ。あれだけ似ていれば、ムリはありませんよ」
「でも、それにしても…」
「間違いってものは、誰にでもありますよ。私だってチョイチョイ」
「ホントですかあ？」
　よし、もうひと押し。
「ええ、そうですとも。隣の歯を削っちまったり、抜いちまったりね。まあ、みんな似たようなのがズラ〜と並んでいるんですからあ」

オヤジ

「歯がオッカケちまったよう！」
　村の酒飲みオヤジが飛び込んで来た。どうせレジン充填でも脱離したんだろ、そう思って中を見たら、小臼歯の頬側咬頭がナイフで切ったようにスパッと欠けて無くなっている。
「ビールの栓でも抜こうとしたんかね？」
「ちがうよ、ビンのフタだよ」
　そうか、焼酎だな。ワイルドなオヤジだなあ。それでも、歯はかけるし酒は飲めないじゃあ可哀そうだ。
「それで、フタは開いたのかい？」
「そうそう、とれたんだよ」うれしそうである。
「じゃあ、まあ良かったじゃないか、歯と引き換えにでも飲めたんなら」
「うんにゃ、飲まないよ」
「だって開いたんだろ？」
「ああそうかい、あれは飲んでも効くんかい。水虫の薬」

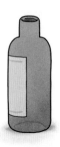

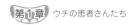

誰？

　長年、歯医者をやっていると、沢山の患者さんを診る事になる。ファミレスなどへ行くと、ばったり出くわす。
「あ、先生こんにちは」
「あ、どうも」〜誰ダッタッケ？
「しばらくご無沙汰しちゃって」
「そうですねェ」〜マダ思イダセナイ。
「わかります？　私」
「エエ、もちろんですョ」〜自分デ言エ。
「どうですか、その後の具合いは？」
「おかげさまで何とも無いです」
「そりゃ良かったですね」
「悪くなったらまた伺います」
「ハイそうして下さい。じゃまた」〜ヤレヤレ丸クオサマッタ、デモ誰ジャロ。
　後ろの方で、あちらのテーブルの声が聞こえてきた。
「ホント、良くなったワネ、あなたの眼」

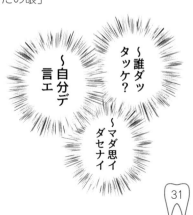

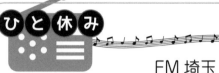

FM 埼玉

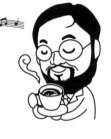

　当院(ウチ)では、BGMにFM放送を使っています。CDなどの音楽でも良いのですが、どうしても飽きてしまいがちなものですから。

　曲あり、おしゃべりあり、お天気や交通の情報、Newsもあって、とても便利。おすすめは、やっぱりNack5（この局名は、周波数が79.5MHzだからですョ）。

　天気予報で、「週末には、強いサムケが入って来ます」。

　鍋物の紹介では、「この魚は、良いデジルが出ますから、煮たってきたらハイジルを良く取って……」。

　――麻酔を射つ手が震えてしまいました。

　こんな瞬間が、何時来るか判らないというスリルあふれる放送は、よそ様にはございません。

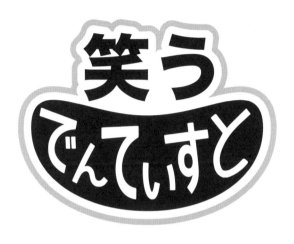

 第2章 ウチのスタッフ

危険人物

　当院の衛生士のユミちゃんは、声はきれいで顔もかわいい、仕事はできるし愛想も良い。
　それでも『危険人物』なのである。
　抜歯のアシストに付いている時、麻酔も効いて、どれエレベーターを掛けるかといった時、「あっ！」と叫んでどこかへ行ってしまう。私はドキリッとするし（私の家は３代続いた由緒正しい心筋梗塞の家系だ）気の弱い若者はキョロキョロソワソワするし、気の強いオバサンは、あからさまに不審の眼で私を見る。
　――このヤブ医者、何を失敗（シクジ）った？　ちがう歯でも抜いたか？
　ただじゃおかないヨ！　そんな時は彼女が戻ってから聞く。努めて平静を装いながら……。
「どうしたの？」
「タオルの洗濯が終わってるのを思い出したんです」
　ある日、一心不乱に根管治療をやっていると、私の左足を爪先でツンツンと踏む。何だろう、何の合図かしらん。顔を見上げるが、何事もない。しばらくすると、またツンツンと来る。おかしいな、私みたいなオヤジに気がある訳でもあるまいに。そのまま放っておいたら、ムギュッと踏みつけられた。
「ウギャ～！　一体何だい？」
「すみません、バキュームのスイッチだと思って……」

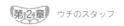

暗号通信

　今どきの若者たちは早口になっていて、短い秒時に大量の言葉をフラットな発音で発声する。まるで暗号化された圧縮通信だ。
　コンビニでお弁当を買う。「んかためっすか？」「しは、んぜん、けすか？」。通信を解凍して、暗号を解読する。「どれか、温めますか？」「お箸は、何膳つけますか？」。なかなか楽しい知的な作業だ。
　当院(ウチ)のスタッフが、待合室の患者さんを呼び入れる。「ッとうさん、ッまださんも中へどうぞ」。これでどうして、患者さんたちは自分だと解るんだろう？　と思ったら、ウチはチェアが2台しかなくて、その時間の待合室には2人しかいないのだった。呼ばれれば、自分だと思えば良い訳だったのだ。
　CR充填の歯面処理では、作用時間を計り、その5秒前になったら、Dr. に知らせるようにさせている。
「先生、五郎丸です！」

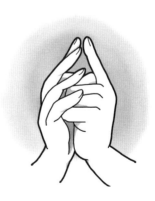

いいコ

　歯科助手のトモちゃんは、かわいくて明るくて、応対も丁寧で、患者さんの間でも評判の良い女のコだ。
　根管治療の最中、私がKファイルを床に落とした。
「後で消毒コーナーへ回しておいてネ」
　そこへ電話が鳴って、彼女が応対に行った。
　その患者さんも帰り、次の人のブリッジ形成と印象も終わって片付けた時、他のコがファイルを見つけた。「キャ！　忘れてたわ」
　二人して消毒コーナーで盛り上がっている。そこでフト思った。
「今朝は妙に電話が少ないね」
「アッ！　さっきの電話、先生のお父さんからで、まだつながってます！」
　お昼近くなって手が空いた頃、「先生、お話が……」。
「何だい？」
「最近もの忘れが…」
「そうだネ、ちょっと激しいかな」
　丁度そこへ技工所が納品に来て、打ち合わせに呼ばれて行って来た。
「それで、一体どうしたの？」
「あの……何の話でしたっけ？」

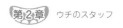

来ました。

　源太郎爺さんはせっかちだ。チェアから降りると、「次は何日だ？今日はいくらだ？」と迫り来る。待合室に戻った途端、また入って来て帰りの車を頼んでくれと矢継早だ。

　心やさしき受付嬢が電話してあげても、2分もすると「電話はしたのか？」と詰め寄って、5分たつと駐車場へ出る。危ないからとなだめて待合室へ連れ戻すやら、いつも大変だ。

　そこへ車が来た。彼女はうれしくて明るく叫んだ。
「源太郎さん、オムカエが来ましたヨ！」

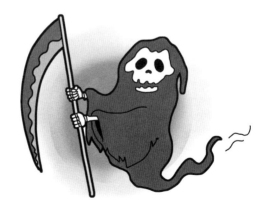

SS

　最近、材料屋さんからの納品がおかしい。マスクがSS、ゴム手袋もSS、歯間ブラシもSS。どれもSSサイズばかりが届く。

　営業所に問い合わせると、「ご注文の通りですよ」との返事。発注したスタッフは？　と見ると、当院(ウチ)で一番美人で几帳面で経験も長い衛生士のユミ君だ。間違いは起こるはずがない。

　在庫品が増えて、いよいよ置く場所も無くなってきたので、こっそり物陰から発注の電話を聞いてみた。
「歯間ブラシをお願いします」
「サイズは？」
「S！Sです」
　大きな声で連呼している彼女は、とっても几帳面な性格だった。

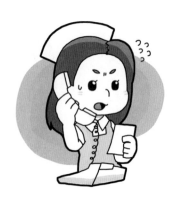

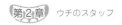

外来環境加算

　口腔外バキュームである。金属を削れば粉塵が、義歯を削れば樹脂屑が、歯を削れば噴射した水が霧となって吸い込まれて行く。
　以前はこれが診療室内に漂い、壁や床に付着していた、という訳だ。
　何よりも、ありがたいのは臭い対策だ。ネギのせニンニク入りナットウミソキムチラーメンにギョーザと白菜の古漬けを食べた重度歯周病の人が来たって、もう怖くないぞ。
　メーカーのメカニックマンが様子を見に寄ってくれた。
「どうです？」
「いいねえ、ホントに助かるよ」
「ええ、ええ、そうでしょうとも。わが社の技術の粋を集めた機械ですからね。エッヘン、何しろ１分間に３立方メートルの空気を吸い込むんですよ。すごいでしょ、３ x ３ x ３メートルですよ」
「ウン？　３立方メートル？」
「そうですよ、３ x ３ x ３メートル。すごいでしょ、ね」
「コレコレ、ちょいと待ちィな」。メモ用紙に描いてあげた。
「３ x ３ x ３だと、９ x ３で27立方メートルだよ。３立方メートルは立方体なら３の立方根、直方体で良ければ１ x １ x ３じゃない？」
「エッ？　エッ？　だって、いつもそう言って、アッ！　アアア」
　頭をかかえて、しゃがみ込んだ。オーバーな奴だなあ。
「たいした事じゃないよ。これからは言い直せばいいじゃないか」
「ちがうんです、歯科機械学会の発表で、そう言っちゃったんです

う。ああ恥ずかしい、もう顔を出せない」
　かわいそうに、慰めてやろう。
「大丈夫だよ」
「ホントですか？」
「誰も聞いちゃいないサ、君の発表なんか」
「エッ、誰も聞いてくれてなかったんですかあ？」
　今度は泣きだしそうな顔だ。メンドクサくなったので、マア、ガンバレと肩をたたいて帰した。
　さて、欠点もある。音が凄いのだ。明日はゴルフ、FMラジオの天気予報が「明日は、」ときた瞬間に、「グウワアーゴー」電話が鳴ってもわからない。後ろから呼び掛けられてもわからないくらいだから、マア集中はできる。一心不乱に歯を削っていて、フト、周りを見回すとスタッフがいない。玄関が開いて、外に出ている。
「おーい、どうした？」
「だってえ、緊急地震速報だったんですョウ」

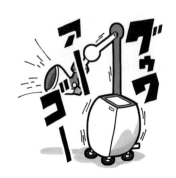

キャアー

　われわれは医療機関である。何事においても、清潔を「旨」としなければならない。
「キャアー！　床に毛虫が這ってる！」
　待合室にまで届く叫び声であった。助手のユミ君だ。
　虫の処分は他のコに頼み、別室でサトした。
　ああいう事は、大声で言うものじゃありませんヨ。
　ヤレヤレ、と仕事に戻って治療していると、後ろから近づいて来たユミ君がささやいた。誰にも聞こえないような、小さな声で。
「先生、良く見たら、歯間ブラシでした」

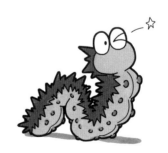

女王

　衛生士のアヤ君は「ゴカイ」の女王である。別に当院(ウチ)がビルの５階にある訳ではなく、彼女がマンションの５階に住んでいるのでもない。

　歯みがきの指導をしていると段々顔が紅潮して来る。患者さんはこんなに親身になってくれているとカンゲキし、次回からテミヤゲなど持って来てくれる。実は対人恐怖のケがあり、赤面症なのだ。

　受付のカウンター越しにアポイントを取ってもらっている男性患者は、柔らかな視線と大きな黒い瞳に吸い込まれるようになって身を乗り出している。これは彼女が強度の近視で眼の焦点がサダマラナイからなのであって、彼女にソノ気がある訳では決して無い。

　重々承知のボクだって引っ掛かる。

　根管治療をしていたら後ろの方で「アッハン」と妙な声を出す。何だろうと振り向いても素知らぬ体である。眼を口腔内に戻して治療を続けていると、「ウッフン、ウッフン」ときた。
「何だい？　何か用かい？」
「イエ、何でもありません」と言うが早いか「失礼します！」と医局へ走りこんで行ってしまった。他のスタッフや患者さんたちの視線が医局へ集中する。と、中からグシュングシュンとすすり泣くような声がする。やがてウツムキ加減に出て来た彼女の眼は真赤だ。今度は皆の視線がボクに集まり──アノ娘に何をした、イジメタナ！　と非難の眼に変わる。

　ドキマギとウロタエているボクの後ろで彼女の声が聞こえてきた。
「アァン、今日は花粉が多いみたい、ツライワァ」

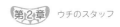

求人

「わたし、衛生士なんですけどォ、採用してもらえませんか?」という電話だった。

　ハテナ?　今のところ、募集は広告も打ってないし、ハローワークにもお願いしてないし、ホームページにも載せてない。だいいち、ホームページやら SNS やら何もやってない。それどころか、ウチは看板すら無かったワイ。

「ごめんね。今のところ、間に合っているの。電話してくれて、ありがとうね。いつかまた電話してみてね」切ろうとして、ひらめいた。

「ちょっと。ちょっと待ったぁ。あのね、友達の所が衛生士さんを欲しがっているって言っとったヮ。そっちに当たってみてあげてよ。いいかい?　電話番号と名前を言うョ」

　ヤア、丁度よかった。あいつも、助かったって、さぞかし喜ぶだろう。まったく、いい思いつきだったなあ。

「あの〜、その〜、わたし、そこを辞めて来たんですぅ〜」

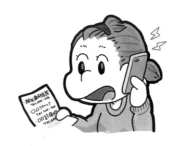

明暗

　当院(ウチ)のスタッフは、ウクライナ人なんです、と言えば、東欧の妖精とか、新体操の選手とかと思った人。あなたですよ。残念でした。実は性格が暗いので、正しくは、ウ〜クライなあ人。
　受付では「13日の午後は来れないですよねえ？」と最初から否定疑問文だ。いつでも良いと思っていた人でも、そう聞かれると、つい否定文で答えてしまう。
「来れません」
「ダメですかあ〜、ハア〜」
「すみません」
「……」雰囲気はどんどん沈んでいく。
「先生、ちょっと、お話が……」ドキリ。
「ゴム手袋の在庫が減りました。買い足して下さい」
「あの患者さんが……」と、またまた地の底からのような声。
「え？　何？　クレーム？　怒ってるの？　何事？」ドキドキ。
「お菓子をこんなに沢山下さって……」。毎日がスリル満点。脈拍は急上昇。
　そういう君は、ナニ人なのかって？　ジャマイカ人です。
「先生、コーセイキョクって所から電話です。コベツシドゥって言ってます」
「税務署が調査に来るって言ってます」
「奥さんから電話です。リコンするって言ってます」
　あ、そう？。ジャ、ま、イイか！

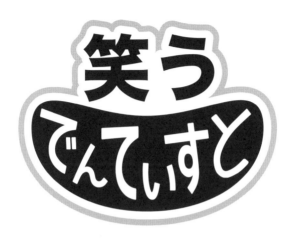

 第3章　ウチの歯医者さん

カレンダー

　毎年、年末になると色々なカレンダーをもらう。けれど去年は本屋さんで買ったものを、待合室に掛けておいた。
　肉太な毛筆でやや大小不揃いの、しかし味わいのある文字と言葉が月替わりで出て来る。気忙しかったり苛立つ事の多い日々に、ホッとするような「癒し」の言葉である。
　常日頃、イタイとか待たせるとか何かと文句の多い当院(ウチ)の患者さん達も、これを読めばさぞかしココロオダヤカになる事だろう。作戦は成功！　トラブルも無く実に平和だった。但し11月までは。
　12月に入ったとたん、患者さんたちの私を見る眼がオカシクなった。決まりかけていた自費の話も取り止めになってしまった。何となく疑いのマナザシを向けて来る。
　そこへ友達が来た。小学校時代からの遠慮の無い奴だ。
「オイ！　待合室のカレンダーは変わっているな」
「いいだろう？　なかなか」
「アア。でもちょっと面白過ぎる」
　奴を帰して見に行くと、こう書いてあった。
『間違えたっていいじゃないか。人間だもの。』

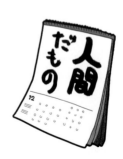

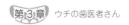

江戸ッ子歯医者

　歯医者稼業ってのは、基本的に一人一人の仕事だから、自分の所しか知らない。そこで、タマには友達の所へ行って見学させてもらうとトテモ良い勉強になる。

　ゲンちゃんは江戸ッ子だ。そして下町で開業している。だから、とてもイセイが良くて、歯切れが良くて、少々セッカチだ。
麻酔を射つ。効くまで待ってなんぞいられない。「イテテテ」と言うのを、スグ効いて来るからと、削り始めてしまう。削り終わって型を採る頃、「センセイ、今効いてきたョ」。
「ホ～ラ見ろ、チャンと効クンだョー」と言ってスマシている。

　子供が嫌がって、痛いフリなぞすると「ナニヲ！　痛いってのはな、こういうのを言うんだッ」と、麻酔をしていない所の歯肉に針を刺した。
「アギャギャ！」
「ナッ！　もうウソつくンじゃねェゾ、ボーズ」

　お年寄りが来た。
「ヨッ！　バァサンまだ生きてたか。ナニ？　入れ歯ァ作りたい？ヨシわかった。じゃァ型ァ採ろう」

　スタッフが差し出すトレイには、アルギン酸印象材がテンコ盛りだ。見ていてチョイとばかり量が多いかな？　と思っていたら、やっぱりウグウグ言っている。そのうち眼を白黒させだした。このままでは窒息で、呼吸停止か？　医療事故だ、緊急蘇生だ、手伝いに行かなくちゃ！！

　すると、ゲンちゃん。気合いのひとこと。

「オイ、ババァ飲め！　飲ンじまえ！」
「ゴックン」
「オ〜ウ、良かったなァ。オムカエが先ィ延びたゼィ」

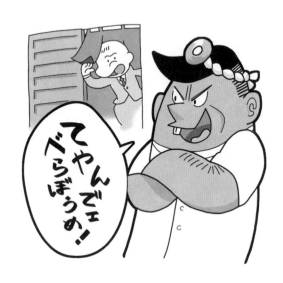

秘技

「先生、抜かなきゃいけないのはわかるんですが、あの注射が恐いんです」

男のくせに気の小さい事を言う奴だ。

「昔、射ったら倒れちゃったんですヨ」

ソリャこっちも困る。ヨロシ！　何とかしてあげましょ。お～い、アヤちゃんこっちへおいで、ウチの衛生士さん、かわいいコでしょ。いいですかな、これからこのコを口説くつもりでホメて下さい。

ヨーイ、ドン！

「エ～と、美人さんだし、声もかわいいし、スタイルもいいし、気は利くし…」

エ～イ、そんな生易しい言葉じゃいけませんヨ、もっともっと！

リチャード・ギアにでもなったつもりで！

「ボクの眼にはキミしか映らない。キミの瞳に吸い込まれそうだ」

ヨシヨシその調子、その調子。

「キミは神様がくれた、たった一人の女性だ」

今だ！　エイ！　スポ～ン。と抜いてしまった。

そう、私が言わせたかったのは、『歯の浮くようなセリフ』である。

伝染性疾患

　当院(ウチ)は年寄りの患者が妙に多い。彼らは例外なく気が短い。待合室からは、前の人をオシノケて入って来る。チェアに座ると、隣の人をキョーカツして「自分から診ろ」とセカす。毎回のように「今日で終りか！」とスゴむ。終われば、「早く会計をしろ！」と前の人をツキトバす。

　こんな人ばかり続いたある日、伝染(ウツ)ってしまった。最初はCRの光重合にイライラする程度だった。セメントの硬化が待てず、まだペースト状なのにバリを取ろうとし、アルギン酸印象は硬化が待てずに撤去してしまい、やり直しをするハメになる。カルテを書こうとすると、最初の文字をトバして2文字目から書き出していた。

　インレーの形成をしようと、麻酔をして削合を始めたら、「チョットイタイ」と言う。これをナダメて覆髄して、尚も「イタイ、イタイ」と言うのをさらにナダメナダメしながら形成し、印象を採ってはずした頃「先生、今痛くなくなってきたヨ」。

　ウーム、やっと効いたかヤレヤレ、とカルテを書いたら『インレー装着』と書いていた。

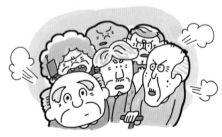

光のどけき

　日差しのおだやかな午後。根管治療をしていたら、患者さんの口が「カクッ」と閉じてしまった。どうやら、眠ってしまったらしい。声を掛けても反応がない。

　指を咬まれちゃカナワン。バイトブロックを入れて治療を続ける。そのうちにイビキが聞こえ出した。大分に深く眠っているようだ。

　でも寝息も聞こえる。それも、同時に。エッ？　それって２人分？、見ると、ヨコに座っていた助手のユミ君まで眠っている。

　マァ無理もないか、お昼ゴハンの後だし、室内はあたたかくて、BGMも心地良い。

　でも私には使命がある。この狭くて曲がった根管を開通させなくちゃ。何とエライ歯医者さんなんだろう、私は。チョコチョコ、コキコキ、一生ケンメイ、一心不乱。

　そのうち、誰かの声がした。私を呼んでいる。ウルサイナ。
「センセ〜イ、次の患者さんが来てますョ〜、起きてクダサ〜イ」

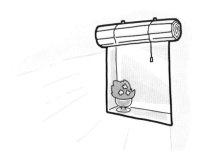

神の領域

　最近、スタッフの動きが良くなった。麻酔の追加が欲しいと思うと、カートリッジを持って来る。セメントを練って欲しいと思うと、もう始めている。エレベーターの3番が欲しいと思えば、持ってきてくれる。──素晴しい、ついに当院(ウチ)もこの域(イキ)に達したか。

　そのうちに患者さんまで私の思うように動いてくれるようになった。チョイと顔を右の方へ向けて欲しいと思えば右へ、モウ少し頭の方へセリ上がって欲しいと思えば、上の方へ動いてくれる。

　感激しながら仕事を進めていたところへ、苦手なオバチャンが来た。ワガママで人の話は聞かないし、プラークだらけで元々口が臭いところへ今日はニンニクの臭いまでする。エーイ、どうせ保険の安仕事だ、適当にやって早く終わりにしてしまえ。

「センセ！　テキトーにしちゃおって思ってない？」
「エッ！　わかるの？」
「顔見りゃわかるワョ」

　歯みがきの指導中の衛生士から手鏡をヒッタクッて見てみると、最近ますます広くなってきたヒタイに静脈が浮き上がって何やら文字のように…。

　──テキトー！

　本当に顔に書いてあった。

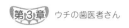

Ａ型　牡羊座

　私はＡ型の牡羊座、虫も殺せぬやさしさに加えてのお人好しである。
　学校の検診へ行く、終わると校長室でお茶をいただく。生徒の口腔内状態を問われ、近頃ムシ歯は大分に治してあるが、不相変（アイカワラズ）口の中は歯垢だらけである。そんな話をしたら校長先生の眼がキラリと光った。
「来月、全校集会があるので、歯みがきをするように生徒の前で講演して下さらぬか？」
　シマッタ、余計な事を言うてしもうた。私はメンドクサイ事はトテモキライである。何とか逃げたい。でも明らさまにイヤだと言うとカドが立つ。第一あまりに不良校医だ。何とかしなくっちゃ。
　とにかく何か喋って間を保たせよう。
「それで、エート、いつですか？」
「６月４日、丁度ムシ歯の日ですな」
「あ～それは残念ですね、丁度その頃は忙しいんですよ、他にもその関係の行事がありましてね」
「そ～ですか……」と黙ってしまい、いかにも残念そうである。
　ここでつい、生来のヤサシサとオヒトヨシが出てしまった。
「６月はネェ、６月だけはダメなんですョ」
　すると、校長先生の眼がまたキラリ。
「じゃ、７月は大丈夫なんですね！　７月にお願いします。イヤ～良かった」
　知らなかった。この学校は全校集会を毎月やっていたのだった。

嫌な予感

　診療所には色々な電話セールスが掛かって来る。空気清浄機、ホームページ作成、先物取引、FX投資。皆々アノ手コノ手で攻めて来る。

　気の強い衛生士サンはケンカ腰でツッパネるのでサカウラミを買ってはノノシリ合うし、気のやさしいコは断われなくて、いつまでも話し込まれてしまう。結局、私が出て行くので断わり方が上手くなってきた。

「先生の大学の後輩のワタナベさんという方から電話です」。ゴルフの誘いかな？　と出てみると、ど〜も声が違う。第一関西弁だ。

「経済学部卒業のワタナベと言います」

「そのワタナベ君が何の用かな？」

「マンションを買いませんか？」

「マンション？」

「京都のマンションですワ」

「京都？」

「大徳寺の前ですワ」

「大徳寺がどうした！」

「国宝ですがナ」

　　何だこの展開は？　ワケがワカンナイ。

「先生は腕が良くて、人柄が立派で、繁盛してるって評判ですヨ」

　　まるで本物のワタナベ君みたいな調子の良い事を言う。

「そう言ってくれるのはウレシイけどネェ君、ここは埼玉だぜ、京都のはイランよ」

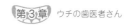

「ダメですかァ…ハァ」とエラクがっかりしている。ヨシもう一息だ。
「そうとも、京都のマンションはイランなァ、せめて東京なら良かったのにネェ、サヨウナラ」
「エッ？ 都内ならいいんですか？ 実はわが社では東京の物件も扱っているんです。今、近くまで来ているんでこれから伺いますウゥゥゥ」

段々小さくなる声を聞きながら思うのだった。ヤバイ、な〜んか大きな失敗をヤラカシそうな気がするぞ。

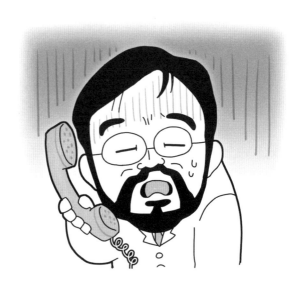

実戦教育

　(歯学部) 3年生までは基礎系科目であり、AcademismとScienceの世界で教授たちは紳士的な科学者だった。4年生からは臨床系科目となり、実地と実戦の世界となり教授たちは個性あふれるオッサンとなった。

　あれは小○歯科学の○藤教授の初講義。大講義室いっぱいの200名を(入学定員はもっと少ないが「先輩」が「同級生」になる不思議な現象によるもの)しばらくニラミ回した後、第一声を放たれた。
「エエカイノウ、君たち」「ワシャ～知らんぞ。君たちそんな事でエエカイノウ!」

　もう一回ニラミ回したと思ったら出て行かれてしまわれた。

　そんな訳のわからない初対面でも、何とか講義は進み前期試験は行なわれる。ところが、学生の誰もが答のわからない設問があって、9割方が落第点となってしまった。教科書を見ると後半の部分からの出題で、もちろん前期の講義は及んでいない。

　学生の代表が交渉に臨んだ。
「先生のご出題なさった部分は、前期ではまだ講義に至ってはおられません」
「ナニィ!」

　ここで初めて、お気付きになったらしい。しかし、こんなコトでヒルムようなお方ではないのであった。
「イイカ君たち。油断するな!」

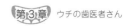

中国四千年

　何かと面倒臭かった第４学年の模型実習が終わると、第５学年はいよいよ臨床実習である。少人数に分かれて各科を廻る。歯学部でも少しは医科を学ぶので皮膚科の順番がきた。

　丁度その頃、M教授は大学病院の事務方から談じ込まれていたのだった。「先生、病院経営にも協力して下さいな」。平たく言えば「保険点数を上げて下さい」。はっきり言うと「遊んでばっかりいないで、少しは稼げ！」って事だ。

　そこで、教授はヒラメイた。「そうだ。実習に来る学生を皆患者にして投薬しちまおう」。先生の趣味は漢方薬で、これは当時なかなか薬価が高かったから売上は伸びるし学生の世話もできる。病院経営と大学教育を両立させる、素晴しいアイデアだ。

　さて来る奴来る奴を片っ端から「どこか悪い所はないか？」、「大丈夫です」と答えると「それじゃあ、お前は暑がりか？　寒がりか？」誰にでも病名を付けては漢方薬を処方する。

　だが皆うまく行くとは限らない。「二日酔」だった学生は急にムカムカと催し、吐出してノビてしまい、「鼻風邪」をひいていた学生は薬を服んだ途端に高熱を発し、立派な病人になり入院するハメになった。

　回復した２人が教授室に文句を付けに行くと、「そのまま服め、服み続けろ」とおっしゃる。
「だって、悪化するんですよ？！」
「お前らには効かなくてもナ、息子の代には効くようになるんだヨ」
　ウーム、流石は中国四千年。鼻風邪治すのに二代掛かりとは気が長い。

御役目

　歯科医師会に入って何年かたつと、「御役目」が廻って来る。医療保険部は難解なのでこの人物でなければ勤まるまいとか、福祉厚生部や広報部は面白そうだからやってみたいとか、多少の例外はあるけれどだいたいは入会順に大胆に割り振られるものなのだ。

　その年は松田君が総務部という事で、新年会の司会をしなくてはならなくなった。アレレ、大丈夫かな？　彼は普段から電話で話しててもドギマギ感が伝わって来る位のアガリ症だぞ。新年会には来賓も大勢来るし、ヒナ壇にスポットライトだよ。こりゃ〜いいかな？。

　末席の方から見ると、顔は赤いし眼は天井を向いている。頑張れ！　松っチャン。
「皆様、新年明けまして御目出とうございます」オオウ、何とかなりそうだ。「では初めに、本会副会長より『閉会』の言葉」

　エッ？　『閉会』？　客席がザワつく。その中を歩み出た、流石は副会長、ニマニマしながら『開会』を宣言し、何とか滑り出した。

　その後は祝辞、乾杯と進み司会はひと休み。やっと席へ戻れた松っチャンは「アノ〜、僕、何かやっちゃいましたかネェ？」。ウンウン、まァ、まずは飲み給え。ゆっくり話してあげるがシラフじゃ聞けん。

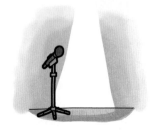

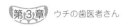

先人の智恵

　先輩という存在はありがたいもので、いろいろと教えてくれます。
「おい、板井、おまえは借金をちゃんと返しているのか？」
　良くがんばっているなと褒めてくれるのかな。
「はい、月々きちんと返済しています」
「バカもん！」
「ハ？」
「あれはな、返さないからいいんだよ」
「返すには元金とそれ以上の金利も余計に払わなくちゃいかんだろが。見ろ、オレみたいに借りて使って返さなけりゃ、元金の分、金利の分と出てゆくおまえとは行って帰って大違いで、人生、丸もうけだあ！」
「あ、そうか、さすがは先輩、アタマいい」
「がはは、今頃わかったか、この未熟者めが」

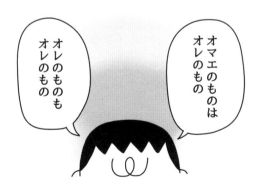

公式通知

　当院(ウチ)に来る郵便物なんて、およそダイレクトメールか請求書ばかりだ。鼻唄まじりで仕分けをしていたら、税務署からの物であった。何かのお知らせだろう、一応見ておくか。

　中から出てきたのは地味な書類だ。「差押通知書」。エッ？何ンで？　どうして？　ボク何も悪い事してないヨウ。誰か助けてェェェ〜。

　恐る恐る封筒を見ると、当地区の署ではない。気を取り直して書類を読むと「滞納者」は私ではない。当院(ウチ)に関与している技工所さんの名前だった。そして今月の支払分は税務署へ振り込め、と書いてある。

　待て待て、ちょっと待て、昨今流行の振り込め詐欺かァ？

　番号はNTTで調べて電話してみると、果たして本物だァ。対応に出た女性署員がトテモ横柄で、これまたいかにも本物だ。

　技工所さんへの同情と、署員さんへの反感から、ホンの少〜しだけ意地悪がしたくなって、「振り込み」じゃなくて、そちらから受け取りに来て下さいナ、と押し切った。

　数日後、彼らはホントにやって来た。受付の方から大きな声が聞こえる。

「こんにちはァ。税務署ですが、お金をいただきに参りました。ハイ、差押えの件です！」

　あわてて飛んで行ったが遅かった。居合わせた患者さん達や当院(ウチ)のスタッフまで顔を見合わせ、何やらヒソヒソと始めているのであった。

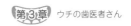

お・も・て・な・し

　県の歯科医師会では、福祉厚生部の宴会がツトに名高い。彼らは地元で旅行やパーティーを任されるから、言わばプロで業務研修の一環なのだ。広報部はと言えば、ただただ好きでやっている。美しい純粋なアマチュアリズム。
　ヤリ手の副部長が取り仕切る。
「コンパニオンはどうしますか？」
「今回は、もういらないんじゃないでしょうか？」と答えたら叱られた。
「そんな事を聞いたんじゃないッ。何人呼ぶかを聞いてるんだあ！」
「エーン、ごめんなさい、許して、好きにして」本気モードにさせてしまった。
「ようし、次は特別なのをやってやるぞ」
　温泉旅館の泊まり掛け、場所は美人の産地で有名なＮ潟県、しかも双方同人数、一対一だという。いつもベッピンさんは金持ち歯医者に付き、われわれ貧乏歯医者の方へはブッサイクなコしか来ないけれど、そういう事なら期待できるではないか。団体名も世をはばかり、「（株）すこやか出版」。細工はりゅうりゅう、計画は完璧だ。
　の筈だった…。どうもおかしい。ベッピンさんがいない。色白のＮ潟美人はどこへ行った？「今晩わぁ」と前に座ったのは、砂かけのオババと油すまし。「出たな！　妖怪」と、つい言ってしまったら、もう何物も寄りつかなくなってしまった。
　皆々ヤケッパチで盛り上がって、隣では同僚の今井君が『ゆる

キャラ』に抱きついている。国境なき医師団ならぬ見境なき歯科医師団だ。

　翌朝、新幹線を待ってコーヒー飲み飲み、通路を見ていると、通る女性はアレレ？　美人さんが多いぞ。変だなぁ。何で？　どうして？

　答えは思わぬ所で見つかった。台湾に招かれて、美味しい中華料理を期待していたら、これが妙な日本料理。メインが太巻寿司で、味噌汁が甘い。戦前に導入されて独自の発展をした和食で、「遠来の客をもてなすために、珍しいものを用意した」との事。

　そうか、これだったんだ！　Ｎ潟は。普通でいいよう。ありきたりで良かったんだよう。

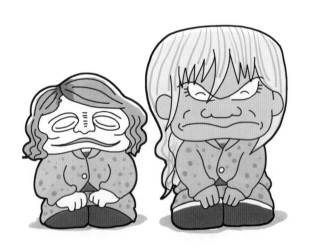

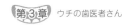

レセプト電算化

　いよいよ、レセプトはコンピューター化必須となってしまった。まあ、時の流れと国家権力に逆らうと大変なので、時運の赴くところ、耐え難きも耐えるべし、である。

　まずは情報収集。友達の所を見学させてもらう。なんと、各チェアごとにパソコンがあり、受付にはもう1台とプリンター。このすべてが接続されていて、手元で入力するとカルテとレセプト内容ができあがり、受付では会計と予約の画面が出て、プリンターからは領収証と各種の添付文書も出てくるではないか。これを、院内 LAN と言う、との事。スゴイ、早い、カッコイイ。
「ようし、ウチもやるぞ」と言ったら、スタッフがニコッとした。
「工事の日は、お休みですよね？」
「フンッ。ウチはな、貧乏歯医者だぞ、そんな設備なんか買えるもんか」

　パソコンは古いのが1台ある、プリンターも白黒だけど1台ある。診療室にこれを置いてと。入力したらその場で領収証を印刷する。待たせておいたスタッフに渡して受付へ急がせる。
「ボヤボヤするな、急げ、歩くんじゃない。走れ」
「先生、そんなに急がなくても大丈夫ですよう。どうせヒマなんですから」
「うるさいッ。走らにゃイカンぞ。走れ、走れ」。できたあ、これがウチの、院内ラン。

習性獲得

　レセプトの1枚当たりの平均点数が高いと、「お呼び」が掛かる。「集団的個別指導」、妙な名称だけど、まあ、これは良い。問題はその次に来る「個別指導」なのだ。

　この「お座敷」には呼ばれたくないので、なるべく仕事はしなかった。そうしたら、カミサンに聞かれた。「ねえ、ねえ、どうしてウチは、お金が無いの？」

　これはイケン。ドゲンかせんとイケン。毎日毎日、日計を見ては計算をする。足して割って、足して割って、ブツブツブツ。

　勉強会に行くので、新幹線の駅へ、「エーと、上りは11：11、12：11、13：07か。足すと3629だな。平均点数は、1209.7か。それに補正率の1.2を掛けると1451.6だ」「じゃあ、14：07ならセーフだあ。よっしゃあ、これでいけるぞ！」

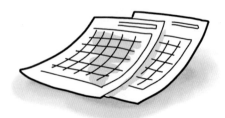

親切丁寧

　私は丁寧で親切な良い歯医者さんなのだ。急患の人が来たら、まずすべての歯の姿をカルテに記録を書き込む。けっこう面倒な作業だが、しっかり行う。
「先生よう、早く治してくれよ」
「そうは行かんがね、いいかい、これであんたが火事で焼け死んでも、どっか遠いとこで行き倒れになっても、殺人事件で身元不明の白骨で掘り出されても、身元が判って葬式が出してもらえるんだよ。ありがたいだろう？」
　説明だって充分にしてあげるし、治療の内容は良くわかるように、やってる最中に教えてあげる。効果音付きで。
「ハイ、今、注射の針がささりますよ、ブスリッ、そうれ、麻酔薬が入って歯茎がふくれてきたョ」
「サア、削るョ、キーン、オットット、むし歯の穴から何か出てきたぞ、白ゴマだア、それにしても深いムシ歯だぞ、中は真っ黒だア、神経も近いかな？、ズボッ、ほうらヤッパリ神経に届いてた、赤い血が出てきた、ドクドク出るなあ、この細いハリガネみたいのを中に刺して、グリグリ、あそれ、またグリグリ」
　それにしてもヘンだなア、どうしてウチはヒマでビンボーなんだろ？　こんなに丁寧で親切なのにィ。

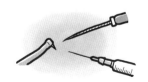

ハードボイルド

『歯医者は強くなければ、やっていけない。やさしくなければ、やっていく資格がない』

　どうせ世間からは、ラクしてモウケてんじゃないの？　と、思われているんでしょうが、どういたしまして、これがけっこう大変なんです。食べカスだらけ、歯糞だらけで、生姜焼き定食と餃子のニオイプンプンの口へ、息を止めて中をのぞきこむ。指をいれる。

　ホッペやベロが、いきなり動いて機械で切りそうになって、寿命を縮める。なんとかカントカ苦労しながら治療を仕上げる。イタイとか長くかかったとかとイヤミを言われたら、ヘコヘコ謝る。

　イヤハヤつらかったなあと、ほっとしているところへ、スタッフが有給休暇をとりたいと言ってくれば、ヘラヘラ許す。もう一度言いましょう。

『歯医者は強くなければ、やっていけない。やさしくなければ、やっていく資格がない』

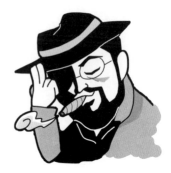

ホラ吹き

　ここだけの話なのだ。
　また、あのホラ吹きめが、と思われるので、他所では内緒にしておいて欲しい。実は、私はウデが良い。良すぎるのだ。
　麻酔を注射したのがわからなくて、「何もしてないうちに痺れてきたわ、ヘンよ、気持ち悪い」。
　CR充填をすれば、痕跡が全く見えないので、「何かしたフリだけで金を取るなんて詐欺だ」と訴えられる。
　根管充填のレントゲン写真は額に入れて飾っておきたい位だ。
　仮歯を作れば、患者さんはこれで完成だと思って、もう来なくなってしまう。だから肝心の「装着」にならなくて保険点数がもらえない。
　困った、ウデは良いのに、貧乏になるばかりだ。
「ねえあなた、ウチにはもうお米がないのよ」。カミさんが米ビツを逆さにしてポンと叩いてみせる。「もっと解ってもらいましょうよう」
　そうか、「解って」もらおう。だから、ウチの治療は痛くて、CR充填はでこぼこで、仮歯はジャガイモみたいな形をしている。
「お～い、みんなあ、これはね、ワザとやってるんだからね」

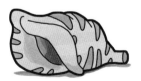

人生の達人

　妙に実日数の多い男性がいる。他の人はおよそ２週間に１回くらいなのに、彼だけ回数が多くて、治療はサクサクすすむ。
　不思議なので、受付でのやりとりをこっそり聞いてみた。
「アレ？　髪型変えたの？　いいね、似合うよ」とか、「いつ聞いても、いい声だねえ」とか調子のいい事を言っている。
　たぶらかしていたのだ。
　そうか、この手か。うまいなあ。人生の達人だなあ。ようし、ボクもやってやろ。
　スタッフ用の新しい白衣が届いた。
「先生、どうでしょう？　これ」
「いいねえ、やせて見えるよ」
「ハア？　ヤセテミエルですかあ？」
　あ、イカン、しくじった。とりつくろわなくっちゃ。
「え～と、え～と、え～と」。何か言わなくっちゃ。
「若そうにみえるよう」

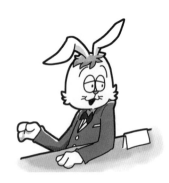

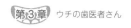

勉強会

　当市に新幹線の駅ができた。都内の勉強会へ行くのに早いし、乗り換えも無くて大変便利である。

　ただし、問題は「帰り」の時だ。新設駅の悲しさ、ほとんどが通過列車でめったに停まらない。１本逃すと、次は１時間後だ。

　咬合器や顎模型の入った大荷物は重いから店の前に置いて、本屋さんに入ってヒマをツブす。

　文庫本なぞを買い、頃は良しと表に出ると、何やら人だかりで警察官も沢山来ている。前へ出てみると、真ん中にあるのは私のカバンである。

「コラコラ、近付いてはイカン、テロリストの爆発物かも知れんぞ！」

「ああ、それはナイですョ、あれは私のものです」

「何ィ本当か？　オイ誰か中を見てみろ」。部下が恐る恐る開けてみる。

「大変です人体の口のような物で歯が並んでいます。死体の頭部かも知れません！」

「すると、こ奴はテロリストではなく殺人犯か？」

「殺人なんか、してませんョ」

「それじゃぁ今のところは死体遺棄罪だ。とにかく署に来てもらおう」

「ああもう行かなくちゃ、新幹線が出てしまう。アノ荷物は差し上げますから好きなようにして下さいナ」

「こ奴逃亡するぞ、それ引っ捕まえろ！」

　床に倒され、もみくちゃになって、後ろ手に手錠を掛けられながら思った。

　ああ、また１本逃しちゃった。

隣の畑

　隣は元々畑だった。だがもう何年も耕作はされていない。それというのも、付近一帯の区画整理が決定したからで、当院も近々取り壊しだ。どうせメチャメチャになる土地なら良かろう。そう思って、抜いた歯やら植木鉢の割れたのやら適当に放り投げ込んでいた。
　ある朝、何やら騒がしい。大勢の人が来て地面を掘り始めた。
「なんです？　これは？」
「お騒がせしてすみませんネ。埋蔵文化財の調査です。まァ、遺跡の発掘ってェヤツですョ」
　責任者と話していたら、遠くの方から声が掛かった。
「主任！　見て下さい。何か出ました。人間の歯みたいです」。コリャイカン。早く逃げよう。中へ戻ろうとしたら主任さんの声だ。
「丁度良かった。歯なら専門家がここにいる。先生、見て下さいな」
　サァもう逃げられない、何とかしなくっちゃ。
「ア〜〜これは、フム、確かにヒトの歯ですナ。それにしても良く残っていたものですネェ。凄いなァ」
「主任！　今度は土器の破片らしい物です！」
　アッ。植木鉢だ、こりゃまずい、怒られるぞ。
「先生も一緒に見ませんか？」。エイッ、こうなりゃヤケッパチだ。
「オウ、これはまさしく素焼の土器だ。ムッ！　この時代にしてすでに中国大陸と交易があったらしいですゾ」
「エッ？　先生、何でわかるんです？」
「ごらんなさい。ウラに Made in China と入っている」

我が闘争

　すぐ近くに新幹線の駅ができて、区画整理で当院(ウチ)も年末には移転する。隣近所は意外に早く引っ越してしまい、ウチの建物ギリギリまで立派な４車線道路ができてしまった。

　この頃妙に患者さんが増え始めた。でも不思議な事に昭和20年近く生まれの男性ばかり。

「お大事に」

「先生、頑張ってね」。ハテナ？　治療の事かな？

「ハイ頑張りますョ」

　別の人は「先生、ヘルメットとサングラスは持っているかね？」。災害出動用のが歯科医師会から来てるな、サングラスはゴルフ用のがあるな。

　ある日、ゴルフから帰って来たら駐車場に鉄パイプでヤグラができていた。困ったなァ、明日は駐車場が使えないぞ。翌朝、騒々しいので目が覚めると、あの患者さんたちだ。「先生、早く、ヘルメットとサングラス。警察とマスコミには連絡しといたから」。ヤグラに上げられてしまった。空にはヘリコプターが旋回して、遠くの方で灰色のバスから機動隊が降りて来る。

　拡声器で何か言っている「無駄な抵抗は止めて下りて来なさい」。患者さんたちはヨ～シ景気付けだと言って垂れ幕を下げた。『国家権力の横暴を許すな』イイゾイイゾと盛り上がっている。さらにもう一本、『農民の権利を守れ』「オレは歯医者だョ」『本庄に空港はいらない』「だからァ新幹線の駅だってばァ」『第２滑走路反対』「もう何だかわかンない」。

うれしそうにマイクで説得しているのは署長さんで、ウチの患者さんだ。そのうち私の父が出てきた。「オクニノタメダ。ガマンセヨ」。大正生まれは言う事が凄い。
　次は妻が出てきた。「あなたァ、今日の晩ゴハン何が食べたい？」。ウ〜ム、トンチンカンな奴だ。
「何でもいいヨゥ」
「まァ何て言い方！　もう私の事なんか好きじゃないのネ！　きっと浮気しているんだワ。ソーヨソーヨ」
　こんな貧乏歯医者に浮気できる甲斐性なんかあるものか。ヒステリーを起こした妻は救急車で運ばれて行った。
　また署長さんだ。「説得に応じないようだから、実力行使に移る！」
　放水を浴び、催涙弾を打ち込まれ、歯科医師会災害出動身元確認班と書かれたヘルメットを押さえながらツブヤイた。
「ウチは12月に移転するんだョゥ」

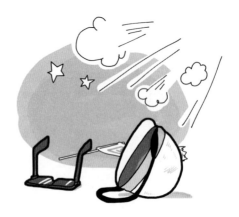

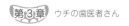

隠れ家的

　機動隊も出動した区画整理騒ぎの末に、診療所は移転しました。
　ＣＭは地味だが、丈夫な躯体としっかりとした仕事振りで評判の某大手ハウスメーカーで造ってもらったら、四角のコンクリート製で、毎日のようにＴＶに出るアノ建物にそっくりです。そう、原子炉建屋です。まァ歯医者ですから「タービン」建屋と呼んでください。
「どこへ移ったの？」と聞かれますが、区画整理用地の端っこなので、目印は無くて周りは農地のまま。患者さんには丁寧に説明します。「ネギ畑とカボチャ畑の角を南に曲がって、西にキヌヒカリの苗代が見えたら東に曲がってネ」
　それでも到着できない人続出でアポイントはメチャメチャ。中には怒り出す人がいて「第一、看板も無いぞ！」。そうそう看板は無いんです。建設中にチョイと眼を離したスキに、カミサンがインテリアコーディネーターと共謀して予算を喰いツブしてしまい、看板は作れなかったんです。
　でも、患者さんたちにはミエを張って、こうに言っています。「ホントにウマイおソバ屋さんは看板が無いんだヨ。だからここも看板が無いの。知っている人だけが来れる隠れ家的歯医者」
　皆さんも探してみて下さい。

教祖

　開業医生活30余年、修行を重ね、道を求め続けた末に、ついにしてここに、悟りを得るに至った。

　悟り以前には、器械よ麻酔よナントカ理論よカントカ手術よと、あれこれしては患者さんに嫌そうな顔をされたものだったが。悟りを得た今日。もう何もしない。ただ話し、教え導くのみで、患者さんたちは満足して帰る。

　これを信徒と呼び、われは教祖と称される。シソーノーロー除けの護符を授け、経文を唱うる。ブラ～シュリーターマデー、フロ～シェブデー、シーヤデンニンシックスーマン。これによって、腫れは退き、痛みは消えるのだ。

　但し、経文は極めて難解なので、わかりやすい教えも用いる。「足らぬ足らぬは、磨きが足らぬ」「（かぶせ物の）贅沢はス敵だ」。

　高位の信徒からは、問い掛けが発せられる。「老師、8020運動とは？」これに、応える。
「うむ、それはノウ、80歳までには20本のインプラントを入れるべし。という運動じゃあ！」

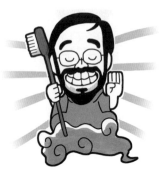

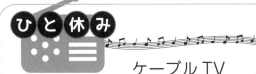

ケーブルTV

　2011年は大地震、大津波、原発事故、そして電気が足らなくなって、急遽計画停電なるものをする事になった。

　新聞の発表を見ると、当市の名前は3ヶ所もの地区グループ内に入っている。当院(ウチ)の町内はどれに該当するのかわからない。今日なのか？　明日なのか？　何時からなんだ？　困ったヨウ。

　そうだ。ケーブルTVだ。いつも「地域密着」「地元の人のためのTV局」と言っているではないか。今こそ役に立つ時だろう。きっと情報を流しているに違いない。「市民チャンネル」に合わせてみた。

　東北の風景が映り、「ジシン」とか「ヨシン」とか聞こえる。ドレドレ、地震の最新情報かァ？

　画面に現れたのは、貧しく、つらい環境にも健気に耐える女のドラマ。『おしん』の再放送だった……。

　マテマテ。「市民チャンネル」は2本あったはずだ。そっちでは、きっと情報を流しているに違いない。気を取り直して廻してみた。

　何やら地味な音楽が流れていて、これまた地味な文字と数字が並んでいる。ヤッターァ、流石、『市民チャンネル』。こ

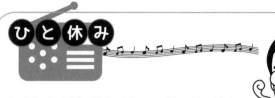

ひと休み

れでわかるぞ、助かるなァ。ドレドレ読んでみよう……。

ブロッコリーは1kgあたり何円、ネギが何円、人参が何円、胡瓜はハウス物で何円……。青果市場での野菜出荷相場か！

ウ〜〜ム、ケーブルTV恐るべし。こんな時でも『地域密着』。

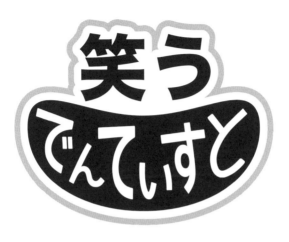

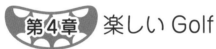 楽しい Golf

ミス　ショット

　人間は、失敗からしか教訓を得られない存在です。その点、Golfという遊びは、失敗だらけなので、「学び」や「成長のタネ」には事欠きません。
　周辺5地区歯科医師会のコンペでは、各地区が回り持ちで幹事を務め、総幹事は競技開始前の「あいさつ」をします。
　今回の幹事は大分にアガリ性の人らしくて、黒目は上の方を向いているし、声もウラ返っていました。
「皆ひょんコニチワ。ホッ本日はお忙しいところ、良くご参加クダクダさいました。今日はお天気もよろしいようです。皆ひょん！どうかひとつ『童貞』に帰って大いに楽しもうではありませんか！」
　ウーム、それは、ちょっとムリかな。『童心』ならねぇ！

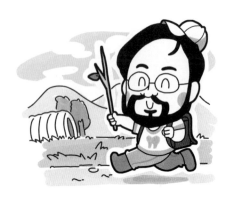

楽しい Golf

クラブ　ライフ①

　普段から練習場に行かないし、コースに行ってもレインジはおろかグリーンにさえ寄らずにスタートしてしまう。 第一、到着時間が遅刻ギリギリだ。

　異様に競技志向の人が多いわがクラブの、われこそはという百何十人分の出場者のうち、16人だけが予選を通り、Major Tournament Qualified と描かれた Tag に名前を刻印した物をいただける……。

　それを通ってしまった。

　さて、本選当日。受付で Tag をもらえるのかな？　と思ったら何も無し。ロッカールームでは顔見知りとバッタリ。「オヤ？　今日はヤケに早いじゃない？　アッそうか！」知っててくれたのかな？　「いつもの時間が取れなかったんだネ。それでこんなに早いんだ。可哀そうにねェ」。

　競技途中のコース売店に寄れば、「アラ先生、今日は奥さんと一緒じゃないの？　一人じゃ淋しいわョネェ」。

　ハーフで上がってきたら、マスター室前にいたキャディさんが、「アレェ？　先生、今日どうしたの？」。モジモジしていたらウチの組のキャディさんが助けてくれた。

「本選ョ、本選」

「エッ！　ウッソ〜〜！」と大声を上げたから、同組の人やら居合わせた他のお客さんたちまで大爆笑。

「アンタ、よっぽど下手に思われているんだンネェ」

　さて、スコアをアテストして提出。ここで Tag をくれるのかな？、

ここでも何も無し。これはきっと、ボクは下手だからもらえないンだな。シュンとしてお風呂に浸り、トボトボと自動精算機へ行ったら、「お客様のお取扱いはできません。窓口の方へ行って下さい」の表示。アアア、機械にも冷たくされたか。ションボリとして窓口でウナダレていたら、「先生！　おめでとうございます！」と小さな箱を手渡してくれた美人のお姉さんは、いつにも増して美しいのでした。

　でも、そんな練習も努力もしない怠け者が、どうやって成績を挙げられたのかって？　診療が終わっても、事務やら技工やら雑用も多いし、帰れば帰ったでカミさんのご機嫌とりもしなくちゃならないので、なかなか時間が無い。そこで鏡の前で素振りをしていたのです。でもウチには全身が映るような大きな鏡は、お風呂場にしか無いので、お風呂でスウィングを作ったンです。

　だから、これからは、こう呼んで下さいナ。
「フロ　ゴルファー」

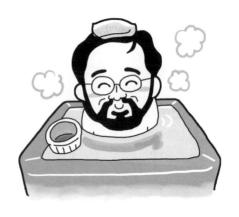

クラブ　ライフ②

　ホームコースのゴルフクラブでは、「恐い業界の人」という事になっている。

　真夏でも長袖で半袖は着ない、お風呂には絶対に入らないで帰る──実は日焼け対策だったり、水虫予防のためなのだが──。

　組み合わせで同組になった若いメンバーが、他所へ球を打ち込んでしまったりすれば、一緒に謝りに行ってあげる。「すみませんね。ウチの組の若いモンがご迷惑をお掛けしまして。まあ、ここはひとつ、私の顔に免じて許してやって下さいな」。

　さて、皆さんはご存知ですね。本当の私を。子供さんからお年寄りまで、み〜んなに恐がられるお仕事の人。

　そう、「歯医者さん」で〜す。

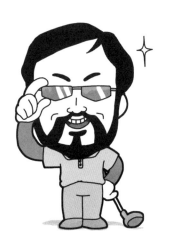

習性

　悟りを得て以来、治療はロクにしないのだが、歯医者の血は騒ぐ。明日のゴルフの準備をする、今時のアイアンの裏側は凹んだ形をしていて、これをキャビティバックと呼ぶ。「キャビティ？」埋めなくっちゃ、何を使おう？　穴が大きいからCRやセメントじゃ高くつく、トレイ用のレジンがいい。「アンタ、妙なモノ使ってるねえ」

　ホームコースで、私のような下手が打つと、地面の芝を掘ってしまい穴ができる。こんな穴がいっぱいあるので、砂を埋めまくっていたら、クラブハウスから見ていた理事の方からエライゾと褒められた。

　旗の立ってる根元に「穴」があるぞ……後続の組から悲鳴が聞こえる。「誰だ！　埋めちまったのは、これじゃパットが入るわけがないじゃないか！」。

　さて、次のホールは目の前に池がある。どうしよう。「だれかア、ダンプカーとパワーショベル貸してくれエエエエ！」

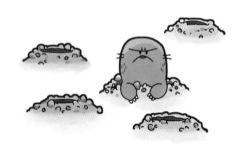

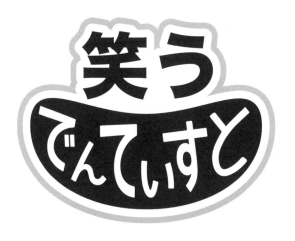

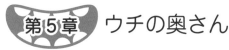
第5章 ウチの奥さん

漢字

　4月に保険制度の改定があった。今回は非常に特徴的である。やたら漢字が多いのだ、それも似たような文字の
　　歯科疾患総合指導料
　　歯科疾患継続指導料
　　歯科疾患継続管理診断料
　　歯科治療総合医療管理料
　　歯科特定疾患療養管理料
　まるで数学の「順列組み合わせ」である。
　医保部の先生の労作たるテキストを読み、眼をつぶり、ブツブツと唱えながら覚え込んでいるのを見たカミサンは、「アラ、今度は中国語を習っているの？」。彼女は若い時から外国で教育を受けていたので「漢字」にはウトイ。加えて強度の近視である。そのうえ少しだけノーテンキ人間でもある。説明するのもツライので、「ウン、そうだョ。中国人の患者さん用にネ」と、中国語って事にしておいた。
　各種『届出』書類の入った封筒の宛先を書いていたら、漢字が15文字もあってタテ書き一行では書き切れず、最後の方はヨコ向きになり、「御中」のスペースは更に不足して、ついにはサカサマになってしまった。中身も大変なボリュームで、封筒のフタはしまらず、無理矢理に押し込んだらワキが破れてしまった。仕方がないのでガムテープでガンジガラメに貼り固めてカミサンに投函して来てもらったら……。
「あれ位頑丈にしておいてイイと思うの、海外郵便ですもの」
「そうそう、書き足しといてあげたヮョ。"Air Mail"って」

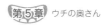

上の上

　1981年に卒業して、3年間は勤務医だが、1984年に開業したから開業歴だけでも30年以上になる。——それでも私は歯医者に見えないらしい。

　ゴルフクラブで組み合わせになった人からは、芸術関係の人に見えるらしい。彫刻家（歯牙解剖学の歯型彫刻は、いつも不合格だった）、画家（微生物学のスケッチでは、君は何を描いてもゾーリムシだネと言われた）、音楽家（祖父、父、兄弟揃って、立派なオンチである）、陶芸家（そりゃア、ポーセレンやセラミックは扱うけれど、陶土練りどころかアルギン酸だって自分じゃ練れないし、セメントだって自信が無い）。

　相手の方の夢を壊してはイケナイので、「わかりますか、そ〜なんです！」とつい答えてしまう。だから一日中「化けて」いなくてはならず、18ホールはトテモ長くて、グッタリと疲れる。

　それでも世の中にはウワテの人がいた。案外身近に。ウチのカミサンである。国民年金に入ろうと役所に行った時。
「アンタ、国籍はドコなんだね？」
「アノ〜ニホンデス」
「いつからなの？」
「ズ〜トマエカラデスケド…」
「最後に入国したのは何時なの？」
「（エ〜ト、この前ハワイに行って来たから…）2月デス」
「ダンナさんは日本人なんだろ？」
「ハイ、ソーデスヨ」
「じゃ、今度ダンナさんと一緒においで」
「ハ〜イ、ソーシマ〜ス」
　どうやら、東南アジア系の外国人に見られているらしい。彼女はニホンジンに見られないのだった。

歯医者はモテる

　休みの朝、コーヒーなどを淹れ、ゆったりと新聞を広げていると、週刊誌の広告が出ていた。とても有名な女性歌手の再婚相手が歯科医師であり、他にも女性芸能人がこれまた歯科医師と交際中とある。
　これは、ひとつ伝えておかねばなるまい。カミさんにも見せる。
「ここを見てくれ、ドゥだ！　歯医者はモテるんだぞ」
「でも、『歯科医師』っていう字が小さいッ」
「そりゃァ見出しのスペースは狭いし漢字だし画数も多いから文字は小さいサ」
「違うわョ」
「違うもんか、歯医者はモテるんだ、きっと」
「違うモン。だって……その横の行に大きく書いてあるッ。『年下でイケメンの』ってネ！」

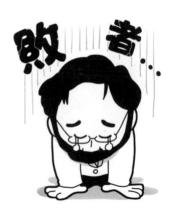

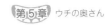

SNS

　世の中から余りに遅れるのも、どうかと思うので……。わが家もSNSに手を出してみました。Facebookを始めたのです。
サテ、Public Relationは理科系の技術者たる歯医者のワタシよりも、文科系の言語学者たるカミさんの得意分野であります。
　始めてみると、歯科医師会のゴルフ友達もやっていて、ゴルフクラブのレストランではこの話題になりました。
「ネェネェ、そっちもFaceliftやってるでしょ」。あッ、こ奴、言語学者のクセに言い間違えをしおったたぞ。まァいいか、友達が直してくれるだろう。
「ウン、やってるョ、Facelift」。アレレ、つられて間違えてる。いい性格だなァ。
「でも、あんまり見てないでしょ。Facelift」
「そうだな、見てないョ。Facelift」
「でも、いいよネ、Facelift」
　２人の会話は盛り上がって声が大きくなってきた。隣のテーブルのご婦人がチラチラとこっちを見ている。レストランのチーフやフロアスタッフの女性たちまでが視線を送り始めたぞ。
　もうダメだ。何とかしなくっちゃ。
「じゃァ、ボク、先に行ってるネ」
「アラ？　全部食べないの？」
「ウン、少しダイエットしなくちゃネ」
　階段を降りて行く私の背中に、２人の明るい声がコダマする。
「Facelift、Facelift」

御禁制

　ご近所はガーデニングのモードになっていて、カミサンたちは連れだって園芸の専門店へ行っているらしい。フランスのアンドゥーズから輸入したという植木鉢が大量に買い込んである。肉厚で赤土色の上が大きく下が小さい、どうみても縄文式土器だ。
「あの赤い花は？」
「それはゼラニウム」
「じゃあ隣のは？」
「あれはね、シンビジウム」。なんだか放射線が出ていそうな名前ばかりだ。
「あのね、この先のアパートの植え込みにね、珍しいお花があったの。もうちょっとしたら、ひと株もらおって思ってたらね、ナントカっていう役所の人が来て根こそぎ持って行っちゃったの。ひどいわ」「きっと、ポピーだから芥子の一種だと思うわ。あれは」「今度どっかで見つけたら、すぐもらっちゃおっと」「育てて、増やして、みんなに自慢するんだもん。アタシ」

　妻よ、もらうのは良い、育てるのも良い、増やすのも良かろう。しかし、内緒にしておいた方が良いかも知れないぞ、その植物は！

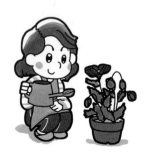

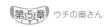

神秘の島

　妻の生まれた島へは、ジェット何とかという高速船が就航している。船尾にはタービンエンジンが2基並び、側面にはBOEINGと誇らしげに描かれており、アイドリング音も迫力がある。シートベルト着用のサインが点灯し、「本船ただ今、海面より1.5m浮上し、時速80kmで航行中」とのアナウンス。今にもCAの機内サービスが始まりそうな雰囲気。

　そうこうしていたら遠くのほうから「チャンカ、チャンカ、チャンカ、チャンカ」と三味線の音。「うるさいな、誰の携帯？　それにしても着メロが三味線かあ？　雰囲気が台無しだよ」。これがなかなか止まらない。「早く出なさいよ、もう！」そう思ったとたん、「ハアアー」と間の抜けた大声。ハレホレ、ガクッと腰砕けになったら、「サドゥウエ～エ」と追い打ち。あれ？　佐渡おけさ？　これってもしかして船内放送？

　アアア、さっきまでの国際線やらCAやらのイメージが薄れていく。Mealはダメでもせめてお茶くらいは？　弾けて消えた。この落差に乗客はきっと大うけだろうな、と思って見回すと、皆さん平然と手荷物をまとめて下船の準備をしている。うちのカミサンは「ソーヨ、島が見えたら佐渡おけさ。常識ョ」。

　ヤレヤレ、とにかく昼食は自慢の海の幸をと、店に入ると店員は迎え入れもせず、呼び止めても逃げてしまう。席は空いているのに通さない。やっと座って注文を取ったら目を伏せたまま逃げて行く。「だってえ、島の人は知らない人と話すの苦手だモン」と妻。

　サテ、夕食は有名な佐渡牛でしゃぶしゃぶ。シメは美味しい佐

渡コシヒカリで雑炊、と思ったら、卵がない。「卵を下さいな、溶き卵」。仲居さんの顔が、一瞬曇った。「ありませんよ、そういうものは」。

翌朝、宿のロビーや土産物屋さんで妙に視線を感じる。ボクってそんなに有名だったっけなあ？　帰りの乗船口に地味なコートを着た男性がいて、「旦那さん、ちょっと来て下さいな」。小部屋に連れ込まれた。

「何で呼ばれたかわかってますよね？」

「？？？」

「あんたはトキの卵を喰いたいと言ったそうじゃないか。島の者が大事にしとるあの鳥の。まあ、今晩ゆっくり話を聞かせてもらおうか。ホラ、奥さんも泣いているぞ」

「許してやって下さい。この人、悪い人じゃないんです。ホントはやさしい人なんです。お酒さえ飲まなければ」

「オイオイ、俺は下戸だろう。ゆうべだって、シャブシャブにコカコーラだったろう」

「何ィ、シャブとコカインもか？」

「刑事さん、ボク早く帰って犬の世話をしなくっちゃならないんですよう」

「あら、ソーヨ、ソーヨ、犬よ犬。私、先に帰ります。じゃ、あなた、ごめんなさい。ゆっくりしてきてねエ〜」

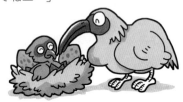

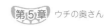

褒め上手

「ねえ、どう? おいしい?」
「あ、うん、ダイジョウブ」
「ひど〜い、ひどいわ、愛する妻が作った晩ごはんよ。ウンとってもおいしいよ、ハニー。って言うものよ、普通。ダイジョウブっていうのは、腐ってはいないとか、毒じゃあなさそうってくらいの言葉だわ」
「いいわよ、アタシひとりで食べるんだから」パク、パクッ。「あ、うん、まあ、ダイジョウブね」「ああ、アタシ、すっかり自信なくしちゃった。落ち込んじゃいそう。そうだわ、今度、増山先生に褒めてもらおっと」

　カントリークラブでご一緒する増山先生は、一般的には厳しいイメージのある外科の先生なのに、物腰はソフトで、優しくて、とっても褒め上手な方なのだ。

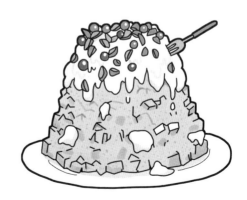

「オヤ、どこの女子プロゴルファーかと思ったら、ユミさんじゃないですか」
「あら先生、アタシもうダメなの。お料理が下手なの。主人がおいしくないって言うのよ」
「オヤオヤ、そんな贅沢を言っちゃいけませんねえ。こんなに美人さんで、賢くて、性格が明るくって、気が利いて、ゴルフもお上手で、お家の事もきちんとこなして、お仕事も手伝ってくれてえぇ…」
　　ずいぶんと褒めて下さるなあ。
「それにイイ、何といってもオオオ」
　　あれれ、ネタが尽きたかな？
「ええと、ええと」
　　どうするのかな？
「ハイ、体格がよろしい」

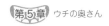

お昼御飯

　超零細企業なので、カミさんにも手伝ってもらっている。
「時間がないから、お弁当を買ってくるわね」
「どこの？」
「いつものとこよ」
「それなら一番安いのがいいな。作ってもらってよ」
「いそがしいんだから、早いのにするわよ」
「はーい、じゃあ何でもいいよ。でもおいしいんだけどなあ、一番安いの」
　まったくう、何を言ってるんだかウチの人ったら。いつも一番豪華でおいしい特上なのよ。それをあの人ったら一番安いのがいいなんて、ああ貧乏ったらしい貧乏ったらしい。とにかく、一番早くできるの買って帰ろ。ブツブツブツ。
「アラ奥さんいらっしゃい。先生のと２つですね？　いつもの特上」
「ブツブツブツ」
「奥さん、奥さん？」
「あ、ハイ、え〜と、え〜と」「一番安くできるのください」
　エ〜ン、まちがえちゃったじゃないのよう。

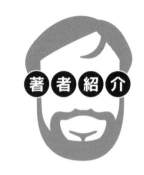

著者紹介

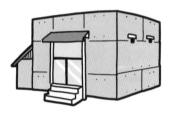

板井太郎

日本中どこにでもありそうな田舎町の、
吹けば飛ぶような小さな歯科医院、
板井歯科医院の院長。

この本は、多くの方々のお力添えによって生まれました。ここに厚く御礼申し上げます。

「千早振る よろづ御神加護ありて 田舎歯医者は のんらりくらり」

地図の読めない生粋の文科系人間、University of North Carolina Chapel Hill の言語学者、原稿段階から読む最初の読者にして最強の批評家、わが妻 Yumi。ありがとう。

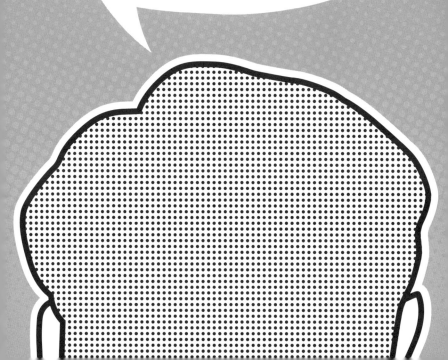

この度は弊社の書籍をご購入いただき、誠にありがとうございました。
本書籍に掲載内容の更新や誤りがあった際は、弊社ホームページ「追加情報」にてお知らせいたします。
下記のURLまたはQRコードをご利用ください。
http://www.nagasueshoten.co.jp/extra.html

笑う でんてぃすと　　　　　　　　　　　　　　　　　　　　ISBN 978-4-8160-1313-3

© 2016. 12.8　第1版　第1刷	著　　者	板井太郎
	発 行 者	永末英樹
	印 刷 所	株式会社サンエムカラー
	製 本 所	藤原製本株式会社

発行所　株式会社　永末書店

〒602-8446　京都市上京区五辻通大宮西入五辻町69-2
（本社）電話 075-415-7280　FAX 075-415-7290　　（東京店）電話 03-3812-7180　FAX 03-3812-7181
永末書店 ホームページ　http://www.nagasueshoten.co.jp

＊内容の誤り、内容についての質問は、弊社までご連絡ください。
＊刊行後に本書に掲載している情報などの変更箇所および誤植が確認された場合、弊社ホームページにて訂正させていただきます。
＊乱丁・落丁の場合はお取り替えいたしますので、本社・商品センター（0754157280）までお申し出ください。

・本書の複製権・翻訳権・翻案権・上映権・譲渡権・貸与権・公衆送信権（送信可能化権を含む）は、株式会社永末書店が保有します。

JCOPY ＜(社)出版者著作権管理機構　委託出版物＞
本書の無断複写は著作権法上での例外を除き禁じられています。複写される場合は、そのつど事前に、(社)出版者著作権管理機構（電話 03-3513-6969、FAX 03-3513-6979、e-mail: info@jcopy.or.jp）の許諾を得てください。